DE L'ACTION

DES

EAUX SULFUREUSES D'EAUX-BONNES

(SOURCE VIEILLE)

SUR L'EXCRÉTION DE L'URÉE

PAR

Léon ANDRAL,

Docteur en médecine,
Lauréat de la Faculté de Paris,
Ancien interne des hôpitaux de Paris,
Membre titulaire de la Société d'hydrologie,
Membre correspondant des Sociétés anatomique et clinique.

Extrait des Annales de la Société d'hydrologie

PARIS

A. PARENT, IMPRIMEUR DE LA FACULTÉ DE MEDECINE
A. DAVY, successeur
31, RUE MONSIEUR-LE-PRINCE, 31

1881

DE L'ACTION

DES

EAUX SULFUREUSES D'EAUX-BONNES

(SOURCE VIEILLE)

SUR L'EXCRÉTION DE L'URÉE

PAR

Léon ANDRAL,

Docteur en médecine,
Lauréat de la Faculté de Paris,
Ancien interne des hôpitaux de Paris,
Membre titulaire de la Société d'hydrologie,
Membre correspondant des Sociétés anatomique et clinique.

Extrait des Annales de la Société d'hydrologie

PARIS

A. PARENT, IMPRIMEUR DE LA FACULTÉ DE MEDECINE

A. DAVY, successeur

31, RUE MONSIEUR-LE-PRINCE, 31

1881

DE L'ACTION

DES

EAUX SULFUREUSES D'EAUX-BONNES

(SOURCE VIÉILLE)

SUR L'EXCRÉTION DE L'URÉE

J'ai l'honneur de communiquer à la Société d'Hydrologie les résultats d'analyses faites à Eaux-Bonnes en 1878 et en 1880 pour savoir quelle est l'action des eaux sulfureuses de la Source Vieille sur la quantité d'urée excrétée, non le jour de l'arrivée et le jour du départ du malade, mais les premiers et les derniers jours.

Procéder autrement serait, je crois, s'exposer à de graves erreurs.

La quantité d'urée excrétée par un individu en vingt-quatre heures varie en effet du jour au lendemain, et varie d'une façon notable. Si donc on se bornait à deux seules analyses, à l'arrivée et au départ, on pourrait conclure à une action de l'eau minérale sur l'excrétion de l'urée opposée à celle qu'elle exerce réellement. Je veux me borner à dire ce que j'ai trouvé, sans entrer dans des considérations sur le mode de production de l'urée, et sur les indications que peuvent fournir l'augmentation ou la diminution de ce produit dans l'urine.

J'ai déjà parlé du résultat de mes analyses à plusieurs

confrères pour savoir si un travail analogue à celui-ci sur l'action des eaux sulfureuses avait été fait. Ils m'ont dit qu'ils n'en connaissaient pas. Sans doute tous les médecins qui ont étudié l'action des eaux sulfureuses leur ont trouvé des propriétés excitantes; ils ont dit qu'elles activaient les phénomènes d'assimilation et de désassimilation. De là à conclure à l'augmentation de l'excrétion de l'urée, il n'y avait qu'un pas. J'espère vous apporter aujourd'hui la preuve de la légitimité d'une semblable conclusion.

Pour doser l'urée, je me suis servi du procédé de Regnard, que vous connaissez tous.

Les urines des vingt-quatre heures ont été soigneusement recueillies. Je regrette vivement de n'avoir pu doser que l'urée; mais ceux de mes confrères qui exercent à Eaux Bonnes, et même ceux des autres stations thermales, savent combien il est difficile de se procurer les éléments de semblables études.

Ma première observation remonte à 1878, et ce sont mes urines dont j'ai alors dosé l'urée : les résultats fournis par ces dosages feront donc connaître l'action des eaux d'Eaux-Bonnes sur l'homme sain, je le crois du moins et l'espère, autant toutefois qu'une observation unique peut fournir matière à conclusions arrêtées.

Les deux autres observations ont été prises en 1880, et ce sont naturellement deux jeunes médecins, venus à Eaux-Bonnes pour leur santé, qui ont bien voulu supporter les ennuis qui résultent de la nécessité d'uriner constamment, et plusieurs jours de suite, dans un bocal gradué.

La nourriture prise par les sujets en expérience a été très substantielle, pas mal de viande, peu de légumes; mais ce régime ayant été le régime habituel de mes camarades et le mien, on peut négliger, ce me semble, ce facteur.

Je vais résumer le plus possible mes analyses, et je crois devoir faire remarquer ici que la quantité d'urée, rendue en vingt-quatre heures, a souvent varié du jour au lendemain, et d'une manière très notable, de telle sorte qu'il m'est arrivé, par exemple, de trouver dans l'urine, le quatrième ou le cinquième jour à partir du début des dosages, une quantité d'urée plus considérable que le quatrième ou le cinquième jour avant la fin.

Mais je ne parlerai dans mes résumés que de l'action de l'eau d'Eaux-Bonnes sur la moyenne des quantités d'urée rendue plusieurs jours de suite, et j'espère que vous trouverez légitime une pareille manière d'agir.

Obs. I. — *Celle où j'ai été à la fois observateur et observé.*

Pendant onze jours, avant de commencer à boire de l'eau de la Source Vieille, du 23 juin au 4 juillet 1878, j'ai recueilli l'urine des vingt-quatre heures et dosé l'urée. J'ai rendu dans ce laps de temps :

17,920 centimètres cubes d'urine et 267 gr. 32 centi-grammes d'urée : $\dfrac{267,32}{11} = 24.30$. J'ai donc excrété en moyenne 24 gr. 30 cent. d'urée par jour durant cette période. Le 4 juillet, j'ai bu 200 cc. d'eau d'Eaux-Bon-nes, j'ai bu la même quantité d'eau les 5, 6, 7 et 8 juil-let. Le 9, le 10 et le 11 juillet, j'ai bu chaque jour 400 cc. d'eau. J'ai donc bu du 4 juillet au 11 juillet inclusivement, c'est-à-dire pendant huit jours, 2 litres d'eau sulfu-reuse, et du 5 juillet au 12 juillet j'ai excrété 202 gr. d'urée. Moyenne $= 25$ gr. 25. Le 12 juillet, ayant cassé mon appareil, j'ai dû interrompre mes dosages, et je n'ai pu recommencer que le 20 juillet.

Du 12 juillet au 20 juillet, j'ai bu 3 litres d'eau, et du 20 juillet au 30 exclusivement, j'ai bu 4,800 cc., près de 5 litres d'eau. Du 20 juillet au 31 exclusivement, pendant onze jours, le poids total d'urée a été de 290 gr· 468. Moyenne = 26.40 centigrammes.

Quoique ne buvant plus d'eau d'Eaux-Bonnes depuis le 29 au soir, j'ai encore dosé l'urée le 31 juillet, et les 1er, 2, 3 et 4 août. Pendant cinq jours, la quantité totale d'urée rendue a été de 134 gr. 30. Moyenne = 26.86.

Donc, avant de boire l'eau d'Eaux-Bonnes, j'excrétais en moyenne 24 gr. 30 par jour. En huit jours je bois 2 litres d'eau sulfureuse, et la moyenne de la quantité d'urée s'élève à 25.25.

Pendant huit jours je ne dose plus l'urée, mais je continue à boire, puis je recommence à doser (20 juillet) et je fais ces dosages pendant seize jours consécutifs. En ces seize jours, je rends 424,768 d'urée. Moyenne = 26.548.

Mais je dois faire remarquer que les cinq derniers dosages ont été faits alors que je ne buvais plus d'eau, et que ces dosages m'ont fait trouver dans l'urine 134 gr. 30 d'urée. Moyenne = 26.86, alors que dans les onze premiers jours de cette série je n'avais trouvé que 290,468. Moyenne = 26.40.

Je crois donc pouvoir dire que, dans le cas présent, l'eau d'Eaux-Bonnes a exercé une influence manifeste sur la production de l'urée, influence qui s'est traduite par une augmentation marquée de la quantité de ce produit, 26 gr. 55 en moyenne à la fin de l'expérience au lieu des 24.30 que j'excrétais avant de boire. Moyenne de l'augmentation par jour = 2.25.

De plus, cette influence s'est prolongée un certain temps.

Obs. II. — M. A... étant venu à Eaux-Bonnes pour se soigner a voulu naturellement commencer à boire dès le lendemain de son arrivée.

En neuf jours, du 5 août au 14 exclusivement, il a bu quatre verres et demi d'eau sulfureuse, c'est-à-dire un peu plus de 1 litre, et du 6 au 14 août, il a rendu 244 grammes 48 centigrammes d'urée. Moyenne = 25 grammes 165 par jour.

Du 14 août inclusivement au 29 inclusivement, M. A... a bu environ 5 litres d'eau, mais n'a pas recueilli son urine.

J'ai recommencé à doser l'urée le 30 août, et j'ai cessé le 4 septembre. J'ai donc fait six dosages qui m'ont donné un poids total d'urée de 187 gr. 80. Moyenne = 31 gr. 30 par jour.

Du 30 août inclusivement au 4 septembre, M. A... a bu huit verres et demi d'eau, près de 2 litres.

L'action des eaux d'Eaux-Bonnes sur M. A... au point de vue de la production de l'urée a donc été la même que celle exercée sur moi. Il y a eu notable augmentation de la moyenne du poids quotidien d'urée.

Sans doute il eût été intéressant de connaître le poids quotidien normal d'urée chez M. A... ; mais à l'impossible nul n'est tenu. Et je crois du reste que, dans l'espèce, cela n'est pas nécessaire pour justifier ma conclusion. La comparaison entre les deux moyennes suffit amplement pour cela.

La première moyenne était de 27 gr. 165, la seconde est de 31 gr. 30. Différence en plus = 4 gr. 135.

Obs. III. — M. S... est arrivé à Eaux-Bonnes le 12 juillet 1880, ayant une légère hémoptypsie survenue dans le cours de son voyage. Aussi ne lui ai-je pas tout d'abord permis de boire l'eau de la Source Vieille, je n'ai pu commencer à doser son urée que le 18 juillet.

M. S... ayant bu pour la première fois le 21, j'ai donc fait 4 dosages (18, 19, 20 et 21 juillet) avant que l'eau sulfureuse ait pu exercer sur lui la moindre action. (Les urines des vingt-quatre heures, comme dans les deux cas précédents du reste, ont été recueillies à partir de dix heures du matin pour être analysées le lendemain vers dix heures). J'ai trouvé, pour ces 4 dosages, un poids total d'urée de 72 gr. 53032. Moyenne $=$ 18 gr. 1326. Le 21, M. S... a bu deux cuillerées d'eau, et du 21 au 29 exclusivement il a bu en tout deux verres et demi. Je n'ai pu doser l'urée le 24 juillet, mais je l'ai dosée les 22, 23, 25, 26, 27, 28 et 29, et j'ai trouvé pour ces sept jours un poids total d'urée de 125 gr. 81562. Moyenne $=$ 17 gr. 97366, près de 18 gr. par jour.

Le 29, le 30 et le 31 juillet M. S... ayant un peu de fièvre causée par une légère congestion pulmonaire ne boit pas d'eau. En trois jours, les 30 et 31 juillet et 1er août, il rend 47 gr. 5326 d'urée. Moyenne $=$ 15 gr. 8442.

Le 1er août il boit un quart de verre, et le 2 août six cuillerées, et il rend le 2 et le 3 août en tout 30 gr. 6730 d'urée. Moyenne $=$ 15 gr. 3365.

Les 3, 4, 5 et 6 août M. S... boit en tout près de deux verres d'eau. Je lui fais interrompre son traitement le 7, le 8, le 9 et le 10 août. Le 11 seulement il recommence à boire. Du 11 au 16 août exclusivement, il boit en tout près de deux verres d'eau, et du 16 au 21 exclusivement il en boit près de quatre verres. J'avais cessé de doser l'urée le 3 août, je recommence le 16. Je dose l'urée les

16, 17, 18, 19, 20 et 21 août, et je trouve pour cette période de six jours 142 gr. 445 d'urée. Moyenne = 23 gr. 740. Les 21, 22, 23 et 24 août M. S... boit quatre verres et demi d'eau; je ne dose pas l'urée les 22, 23 et 24 août. Je recommence le 25 août pour cesser définitivement le 2 septembre.

Du 25 août au 1er septembre, M. S... a bu environ quatorze verres d'eau, et il a rendu dans cette période (période de huit jours, car je n'ai pu doser l'urée le 28 août) 235 gr. 1672 d'urée. Moyenne = 29 gr. 396.

Voilà donc un malade qui rendait chaque jour, avant de boire l'eau, une moyenne de 18 gr. 136 d'urée. Il boit de l'eau. Elle ne paraît pas tout d'abord exercer son action dans le sens d'une augmentation de la moyenne du poids de l'urée. Au contraire, cette moyenne tombe de 18.3 à 17.973, (moyenne des huit premiers jours du 21 au 29 juillet). Cette moyenne s'abaisse entre les 30 et 31 juillet et 1er août à 15 gr. 8442.

Mais M. S... ne boit pas d'eau sulfureuse à ce moment-là, parce qu'il a de la congestion pulmonaire avec fièvre (La fièvre n'agit pas chez ce malade comme elle a coutume d'agir sur la production de l'urée.) Je dois dire ici que M. S... tout en ayant de la fièvre a continué à manger, moins que de coutume il est vrai, mais il a mangé.

Je néglige les dosages faits les 2 et 3 août pour arriver à la moyenne fournie par ceux du 16 au 22 août.

M. S... n'a plus de fièvre à cette époque, et il reboit de l'eau depuis le 11 août, et même en quantité notable.

Du 16 au 21, en six jours, la quantité totale d'urée me donne une moyenne de 23 gr. 740, et la moyenne fournie par les huit derniers dosages s'élève à 29 gr. 396.

L'augmentation est énorme, comme vous le voyez.

Mais depuis le milieu d'août M. S... va beaucoup mieux. Les poumons décongestionnés permettent une hématose de beaucoup préférable à celle des premiers jours. Est-ce à cette amélioration du champ de l'hématose qu'il faut attribuer l'augmentation du poids d'urée dans l'urine ? Ou bien est-ce à l'eau sulfureuse seule ? A l'un et à l'autre probablement. Mais qu'il me soit permis de faire remarquer que c'est sous l'influence de l'eau d'Eaux-Bonnes que les poumons de M. S... se sont décongestionnés, et décongestionnés sans hémoptysie.

Une dernière observation me reste à faire ; au début, on trouvait une quantité très grande de cristaux d'acide urique dans les urines de M. S...; à la fin, alors que la quantité d'urée s'élevait si considérablement, les cristaux d'acide urique ont disparu.

Paris. — Typ. de A. PARENT, DAVY successeur,
rue Monsieur-le-Prince, 31.

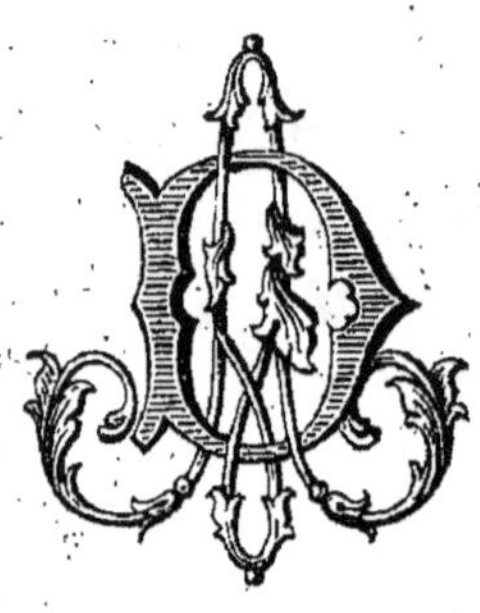